DIETA CETOGÉNICA PARA PRINCIPIANTES

DIETA CETOGÉNICA SIMPLE DE 14 DÍAS CON RECETAS FÁCILES PARA COMENZAR A PERDER PESO RÁPIDO Y SIN ESFUERZO

LOGAN WOLF

NOTICIA DE COPYRIGHT

EXTENSIÓN DE RESPONSABILIDAD

Aviso de Extensión de Responsabilidad:

Tenga en cuenta que la información contenida en este documento es solo para fines educativos.

Se ha hecho todo lo posible para proporcionar información completa precisa, actualizada y confiable, sin garantías expresas o implícitas. Los lectores reconocen que el autor no se está involucrando en la prestación de asesoramiento legal, financiero o profesional.

Al leer cualquier documento, el lector acepta que, bajo ninguna circunstancia el autor será responsable de ninguna pérdida, directa o indirecta, en la que se incurra como resultado del uso de la información contenida en este documento, incluidos, entre otros, errores, omisiones o inexactitudes.

TABLA DE CONTENIDOS

CAPÍTULO 1

INTRODUCCIÓN

LA BUENA FORMA física y las dietas están de moda hoy en día. A medida que el tiempo pasa, cada vez más personas abandonan lugares como McDonald's y los remplazan con comidas integrales, también cada vez se remplaza más estar sentado en el sofá con ir al gimnasio. El estilo de vida saludable se está volviendo cada vez más y más moderno. La gente está empezando a darse cuenta de los efectos nocivos de la comida chatarra y la falta de ejercicio. Ya no dan por sentada su salud, ya que saben que vivir una vida sana es parte de una vida de calidad.

El hecho es que la mayoría de las personas teme la idea de tener que seguir una dieta. Nadie quiere sustituir las comidas que ama por ensaladas y yogurt todo el tiempo. Contar las calorías parece una forma horrible de perder peso.

Pero, ¿y si hubiera otra opción? ¿Qué pasa si hay una dieta en la que puede comer muchos alimentos ricos en grasas y aun así perder peso? ¿Qué pasa si hay una dieta que nunca le hará sentir hambre? Por suerte, esta dieta existe. ¡Bienvenido a la dieta cetogénica!

CAPÍTULO 2

¿QUÉ ES UNA DIETA CETOGÉNICA?

LA DIETA CETOGÉNICA, o la dieta ceto para abreviar, se remonta al año 1921, cuando el Dr. Rawle Geyelin descubrió que la cetosis era efectiva en el tratamiento de la epilepsia en niños. En 1930, el Dr. Clifford Barborka de la Clínica Mayo en Rochester, Minnesota, estudió a 100 pacientes con epilepsia en cetosis y descubrió que el 56% tenía una tasa de respuesta de menos del 50% y el 12% estaban completamente libres de convulsiones.

Si bien la dieta se ha utilizado históricamente para tratar a los pacientes con epilepsia, las dietas ceto han ganado popularidad gracias a su enfoque único que les permite a las personas perder peso. La dieta ceto es una dieta alta en grasas y baja en carbohidratos, lo que la hace similar a la dieta Atkins.

La forma en que funciona la dieta es asegurando que el dietario entre en estado de cetosis, un proceso metabólico en el que el cuerpo se queda sin carbohidratos para quemar y obtener energía, por lo que comienza a quemar grasa. Esto conduce a una acumulación de ácidos llamados cetonas en el cuerpo.

Llenar su cuerpo con cetonas no solo es extremadamente eficaz para quemar grasas, sino que también proporciona toneladas de energía para su cerebro. Las dietas de Ceto también son excelentes para reducir el azúcar en la sangre y los niveles de insulina.

La quema de grasa ayuda a evitar la diabetes tipo 2, la prediabetes, el síndrome metabólico y una serie de otras dolencias desagradables. De hecho, los que siguen una dieta ceto a menudo pueden reducir la cantidad de medicamentos para la diabetes que necesitan tomar y algunos pueden inclusive dejarlos de tomar por completo. Un estudio publicado en *PubMed Central* encontró que el 95.2% de aquellos en la dieta ceto fueron capaces de tomar menos o completamente dejar de usar su medicación diabética en comparación con solo el 62% de los que se encontraban bajo una dieta de carbohidratos. Otro estudio encontró que un tercio de los pacientes con diabetes tipo 2 en una dieta ceto fueron capaces de dejar de tomar medicamentos por completo.

Otros estudios han encontrado que la dieta ceto puede ayudar a reducir el riesgo de lesiones cerebrales, cáncer, tumores, acné, Alzheimer, enfermedades cardíacas, Parkinson y más. Tenga en cuenta que esta investigación no es completamente concluyente y que se deben realizar más investigaciones antes de que podamos obtener una comprensión completa de los efectos de la dieta.

Una diferencia importante entre las dietas ceto y las dietas normales es que no necesitará contar las calorías que consume. Si bien hacer un seguimiento de lo que come siempre es una medida útil, las dietas ceto son lo suficientemente flexibles como para seguir perdiendo peso sin reducir las porciones.

Las dietas de ceto también proporcionan dietas con mucha grasa y proteínas, lo que significa que nunca pasará hambre y no le faltarán las proteínas que su cuerpo necesita. Una mayor ingesta de proteínas también es algo que no se obtiene a menudo de las dietas bajas en grasa que restringen los tamaños de las porciones.

CÓMO SABER SI ESTÁ EN CETOSIS

El rango óptimo de cetonas en su cuerpo es entre 0.5 y 3 mMol. Dicho esto, tener un alto nivel de cetonas no necesariamente significa que está en cetosis, pero hay muchas señales que pueden demostrar esto.

Los dos signos más comunes de la cetosis son mal olor en el aliento y la orina. El aliento de ceto, como se lo denomina, tiene un mal olor debido a que su cuerpo crea cetonas cuando quema ácidos grasos. Usted eliminará cetonas a través del aliento y la orina, a menudo dejando un olor ligeramente podrido. El aliento durante una dieta ceto también se acompaña de un sabor ligeramente metálico en la boca. Puede usar tiras de orina como Ketostix o tomas de aliento para medir los niveles de cetonas. Tenga en cuenta que las tiras de orina no siempre son precisas ya que la deshidratación puede dar lugar a un falso positivo y beber demasiado puede dar lugar a un falso negativo.

También perderá mucho peso en líquidos a medida que su cuerpo elimina el agua almacenada en sus músculos. Esto a menudo le llevará a estar deshidratado, así que asegúrese de beber mucha agua.

Un glucómetro puede medir sus niveles de azúcar en la sangre y saber si está en cetosis. Si sus niveles de glucosa son inferiores a 80 mg/dl y no tiene hipoglicemia, entonces felicítese ya que su cuerpo está usando cetonas para obtener energía.

Cuando su cuerpo finalmente se adapte a la cetosis, tendrá más energía, mejor sueño, niveles saludables de azúcar en la sangre, no tendrá ansias de azúcar, tendrá menos apetito, menos inflamación, menos hinchazón y menos fatiga.

La dieta ceto claramente tiene un potencial increíble como una forma de volverse saludable sin necesidad de morirse de hambre. A continuación, exploraremos qué sucede cuando finalmente comienza esta dieta.

CAPÍTULO 3

GRIPE CETO

ES MUY común que los recién llegados a la dieta experimenten lo que se conoce como la gripe ceto. Este es un conjunto de síntomas similares a los de la gripe causados por el hecho de que su cuerpo ya no está recibiendo los carbohidratos que está acostumbrado a recibir.

Su cuerpo necesita algo de tiempo para adaptarse a su nueva dieta. La gripe ceto generalmente dura solo una semana, pero en casos raros puede extenderse hasta varias semanas. Es diferente para todos, pero los síntomas deberían desaparecer a la segunda semana o durante la primera.

Los síntomas comunes incluyen mareos, náuseas, irritabilidad, dolor de estómago, antojos de azúcar, fatiga, calambres musculares e insomnio.

CÓMO COMBATIR LA GRIPE CETO

Si tiene síntomas de la gripe ceto, no se preocupe. Puede frenar los síntomas haciendo algunos cambios simples.

Primero, intente comer más grasas o calorías. Su cuerpo necesita energía y la falta de carbohidratos a menudo significa que debe llenar su cuerpo con grasas saludables como el aceite de coco, aceite de oliva, sebo o ghee. Consumir más calorías también ayudará a darle a su cuerpo la energía que necesita y puede consultar la guía de alimentos y la lista de recetas más adelante en este libro.

El consumo de más sales también puede ser beneficioso. Tener niveles de carbohidratos más bajos significan un nivel más bajo en su insulina, lo que hace que su cuerpo no almacene tanto sodio como solía hacerlo. No tenga miedo de aumentar un poco más su consumo de sal, ya que, si está eliminando la comida chatarra de su dieta, ya debería estar consumiendo menos sal de lo normal.

También querrá mantener altos niveles de hidratación. El agua potable ayudará con los dolores de cabeza y las náuseas. También puede mezclar suplementos de electrolitos sin azúcar para aliviar síntomas como mareos, calambres musculares y fatiga. Las bebidas como Gatorade son ricas en electrolitos, pero también contienen mucha azúcar, por lo que querrá evitarlas. En su lugar, puede hacer su propia bebida electrolítica que siga los parámetros de las dientas ceto, simplemente mezclando 1 cucharadita de sal marina mineral y jugo de limón o lima con su agua. Debe tomar electrolitos especialmente si hace ejercicio regularmente mientras realiza la dieta ceto.

Otro remedio útil es el caldo de huesos. Es increíblemente saludable y proporciona agua, grasa, calorías y sal. Puede hacer caldo de huesos en su olla de cocción lenta agregando los huesos de su carne favorita, agua, dos cucharadas de vinagre de sidra de manzana por cada galón de agua y dejando reposar durante 10 horas. (Nota: el vinagre ayuda a extraer los nutrientes de los huesos). Cuando termine de cocinar, simplemente cuele, empaque y refrigere. Es probable que el caldo se espese en la nevera, así que simplemente caliéntelo para licuarlo nuevamente. Puede reutilizar los huesos para preparar futuras porciones de caldo.

Tenga en cuenta que cuando el caldo se enfría, la grasa se

congelará y flotará en la parte superior del caldo. Puede comer la grasa, pero si es demasiado para usted, siempre puede sacarla.

También puede tomar suplementos para ayudar con su gripe ceto. Los suplementos de cetonas exógenas como Keto // OS o Perfect Keto ayudan a elevar los niveles de cetonas en su cuerpo, aumentan la energía y evitan la fatiga.

Si es demasiado difícil para su cuerpo recuperarse de la abstinencia de carbohidratos, puede simplemente reducir lentamente su ingesta hasta que su cuerpo se acostumbre. Esto solo significa comer menos y menos carbohidratos todos los días hasta que llegue al nivel ideal. Aliviar su cuerpo consumiendo cada vez menos carbohidratos podría ser más fácil que simplemente eliminarlos todos a la vez.

CAPÍTULO 4

COMIDA Y SUPLEMENTOS

COMO CON TODAS LAS DIETAS, la dieta ceto tiene una lista estricta de lo que puede y no puede comer. Puede que ya esté haciendo una mueca ante la idea de no poder comer sus comidas favoritas, pero no tema. Tiene muchas buenas opciones cuando se trata de comidas buenas para la dieta ceto. Solo sepa que la idea es evitar el azúcar y los carbohidratos. De hecho, debe aspirar a tomar entre 20 y 50 gramos de carbohidratos por día, pero varía por persona. Algunas fuentes dirán que debes apuntar a 15 gramos o menos.

Los siguientes alimentos son opciones excelentes y saludables para asegurarse de obtener suficiente grasa, proteínas y aceites. Intente optar por fuentes orgánicas y alimentadas con pasto cuando sea posible.

Comidas a consumir:

- Carne: pollo, ternera, huevos, cordero, bistec, huevos, etc.

- Nueces y semillas: nueces, cacahuetes, semillas de girasol, etc.
- Vegetales sobre tierra y verduras de hojas verdes: coliflor, col rizada, pepino, espárragos, etc.
- Bayas: moras, frambuesas, etc.
- Productos lácteos altos en grasa: queso duro, yogur completo en grasa, crema agria, queso crema, crema espesa, etc.
- Salsas y condimentos: mostaza amarilla, salsa de tomate, rábano picante, salsa Worcestershire, etc.
- Hierbas y especias: romero, albahaca, tomillo, canela, nuez moscada, cilantro, etc.
- Aceites: aceite de oliva, aceite de coco, aceite de aguacate, aceite de macadamia, etc.
- Edulcorantes: Siraitia grosvenorii, stevia, sacarina, xilitol, etc.
- Bebidas: agua, caldo, café, té, leche de coco, leche de almendras, etc.

Por otro lado, también hay muchas comidas que querrá evitar. Sus carbohidratos deben ser limitados ya que obtendrá la mayoría de ellos de vegetales, nueces y productos lácteos. También desea evitar la mayoría de las frutas debido a su alto contenido de azúcar, aunque los aguacates, las bayas y carambolas se pueden comer con moderación.

Alimentos a Evitar:
- Fruta: manzanas, naranjas, bananas, etc.
- Azúcar: jarabe de arce, dulces, miel, etc.
- Granos: pan, arroz, pasta, cereal, etc.

•Hortalizas y tubérculos: patatas, ñames, zanahorias, rábanos, etc..

En términos generales, su dieta debe ser de aproximadamente 70% de grasas, 25% de proteínas y 5% de carbohidratos.

Suplementos

Es posible que desee mejorar su dieta tomando suplementos. Tomar los suplementos correctos puede brindarle las vitaminas y nutrientes esenciales que necesita para estar en forma y saludable. Los suplementos obviamente no son completamente necesarios, pero pueden ayudarle a acelerar sus resultados al ayudarle a perder peso y aumentar sus niveles de energía. Los suplementos son especialmente útiles para aquellos que pasan por la gripe ceto. Tenga en cuenta que los suplementos deben tomarse además de una dieta ceto y no son un sustituto de la dieta real.

Suplementos a tomar:

•Keto // OS: Este suplemento le proporciona cetonas exógenas que ayudarán a su grasa corporal de inmediato, incluso si no tiene cetosis. Es ideal para cuando ha tomado demasiados carbohidratos, cuando necesita volver a la cetosis y cuando necesita aliviar los síntomas de la gripe ceto.

•Aceite de pescado: El aceite de pescado tiene dos beneficios principales. Primero, proporciona al cuerpo los omega-3 muy necesarios. En segundo lugar, sus propiedades antiinflamatorias pueden ayudar a combatir algunos de los efectos secundarios de consumir demasiados alimentos grasos. Tales alimentos son ricos en omega-6, los que son buenos para el cuerpo en pequeñas dosis, pero una cantidad excesiva puede provocar inflamación. Tomar aceite de pescado ayuda a reducir la inflamación y proporciona una proporción saludable de omega-3 y omega-6.

•Perfect Keto: Este producto es casi idéntico al Keto // OS ya que ayuda a proporcionar cetonas exógenas y combate los síntomas de la gripe ceto. Las principales diferencias entre los dos son los precios y sabores.

•Aceite MCT: MCT son las siglas en inglés para triglicéridos de cadena media, una molécula de grasa que se encuentra en el aceite de coco, aceite de palma y varios productos lácteos. Es útil para alcanzar su ingesta de grasa diaria y proporcionar a su cuerpo la energía duradera que necesita.

•Queratina: Este aminoácido es genial si usted es fisicoculturista, ya que ayuda con las contracciones musculares.

•L-Glutamina: Este es otro aminoácido ideal para aquellos con estilos de vida activos ya que el ejercicio a veces reduce la cantidad de glutamina en el cuerpo. Además, reducir el consumo de carbohidratos a veces significa que no obtendrá los antioxidantes que de otra manera obtendría de las frutas y verduras. Aquí es donde entra en juego la L-glutamina. Sus propiedades antioxidantes no solo le mantendrán saludable, sino que también aumentarán su inmunidad, protegerán sus músculos y reducirán el tiempo de recuperación después de los entrenamientos.

CAPÍTULO 5

EJERCICIO

MUCHAS PERSONAS INTENTAN PERDER peso simplemente comiendo menos y ejercitándose más. Esto no siempre funciona porque el cuerpo necesita mucha energía, especialmente cuando hace ejercicio. Reducir las raciones le hará sentir más hambre y fatiga y le dificultará resistir la tentación de la comida chatarra. En lugar de comer menos, debe esforzarse por comer mejor.

Los altos niveles de proteínas de la dieta Ceto la hacen ideal para garantizar que sus músculos obtengan lo que necesitan. Cuando su cuerpo entra en cetosis, el ejercicio realmente puede ayudar a quemar grasa y darle una tonelada de energía.

Los cuatro ejercicios principales que debe conocer son:

- Los ejercicios aeróbicos, más comúnmente conocidos como cardio, son ejercicios que duran más de tres minutos. Son de baja intensidad y buenos para quemar grasa.
- Los ejercicios anaeróbicos son ejercicios que requieren ráfagas cortas de energía, como el

entrenamiento de intervalos de alta intensidad y el levantamiento de pesas. Este tipo de entrenamientos generalmente necesitan carbohidratos.

- Los ejercicios de flexibilidad son los que requieren estirar los músculos y aumentar el rango de movimiento de los músculos. El yoga es probablemente la forma más conocida de esto.
- Los ejercicios de estabilidad son aquellos que se enfocan en equilibrar y entrenar su núcleo.

Recuerde que, cuando está en la cetosis, los ejercicios de baja intensidad generalmente usan grasa para proporcionarle energía, mientras que los ejercicios de alta intensidad usan principalmente carbohidratos para proporcionarle energía. Los atletas que realizan ejercicios de alta intensidad a menudo se encuentran en lo que se denomina la Dieta Ceto Dirigida, que consiste en comer 20-50 gramos de carbohidratos media hora a una hora antes de sus entrenamientos.

Cuanto más tiempo se quede en una dieta ceto, más adaptado estará el cuerpo a las cetonas. Esto significa que el cuerpo se vuelve cada vez más eficiente en la quema de grasas y en el consumo de cetonas.

¿Y sabe qué? Realmente funciona. Un estudio publicado en *PubMed* demostró que los atletas en una carrera de tres horas quemaban entre dos y tres veces más grasa si llevaban una dieta baja en carbohidratos que si llevaban una dieta alta en carbohidratos. Además, aquellos en la dieta baja en carbohidratos usaron y reemplazaron la misma cantidad de glucógeno muscular que los atletas en el grupo alto en carbohidratos.

Tenga en cuenta que el combustible y la recuperación proporcionada por los carbohidratos durante los entrenamientos de alta intensidad a menudo no tiene comparación con los proporcionados por la dieta ceto. Si quiere hacer entrenamientos de baja intensidad y perder peso, la dieta ceto es su respuesta. Si quiere desarrollar muchos músculos y competir en maratones y otros concursos, es posible que necesite agregar algunos carbohidratos.

CAPÍTULO 6

DORMIR

DORMIR lo suficiente puede ser bastante difícil cuando se inicia una dieta ceto. La falta de carbohidratos que su cuerpo está tan acostumbrado a tomar puede causar insomnio y provocar noches inquietas. Afortunadamente, la gripe ceto generalmente dura aproximadamente una semana más o menos.

Una de las razones por las que las dietas ceto le dificultan dormir es porque los carbohidratos ayudan al cuerpo a producir L-triptófano, que libera serotonina, lo que te ayuda a dormir mejor. Si tiene problemas para dormir, puede considerar tomar suplementos de L-triptófano. Otra solución es comer un refrigerio con proteínas y algunos carbohidratos antes de acostarse para aumentar los niveles de insulina y serotonina.

Muchas personas informan que necesitan menos horas de sueño mientras toman una dieta ceto. Mientras que normalmente necesitarían de ocho a nueve horas de sueño, han bajado a solo cinco o seis horas, y aún se sienten completamente renovadas después.

CAPÍTULO 7

SU PLAN DIETÉTICO DE 14 DÍAS

SUS PRIMERAS dos semanas de la dieta ceto serán las más difíciles, pero es probable que sean las más gratificantes ya que establecerán las bases para su dieta futura. También será el momento en que experimente por primera vez la gripe ceto, que puede ser desagradable para alguien que todavía es nuevo en la dieta.

Esta guía es solo una estimación aproximada de lo que debería hacer durante sus primeras dos semanas. No tiene que seguirla paso a paso, pero es bueno tener un puñado de recetas en las que pueda recurrir. Estas son solo un puñado de recetas. Puede encontrar mucho más en línea.

Día 1

Desayuno: Tocino y Huevos

Ingredientes:
2 huevos
2 rebanadas de tocino
1 pizca de sal y pimienta

Porciones: 1

Pasos:

¡Comience su dieta ceto con algo que conoce y ama!
    Freír el tocino en una sartén hasta que esté
    bien y crujiente.
Freír los huevos en el estilo que elijas.
Agregue sal y pimienta y sirva.

Almuerzo: Queso a la Plancha sin Pan

Ingredientes:
2 huevos
1 cucharadas de harina de almendras
1 ½ cucharadas de polvo de cáscara de psyllium
½ cucharadita de polvo de hornear
3 cucharadas de mantequilla
2 oz. De queso cheddar

Porciones: 1

Pasos:

Coloque 2 cucharadas de mantequilla en una taza
    a temperatura ambiente. Cuando se ponga
    suave, agregue la cáscara de psyllium, el polvo
    de hornear y la harina de almendras.
Mezcle los ingredientes para que quede una masa
    espesa.
Abra los huevos, agréguelos a la taza y continúe
    mezclando durante un minuto hasta que se
    espese.
Vierta la mezcla de masa en un recipiente

cuadrado. Intente hacerlo lo más parejo
posible.
Coloque en el microondas por 90-100 segundos.
De la vuelta al recipiente para que la masa salga.
Ahora debería ser sólida y panificada.
Córtela en cuadrados y coloque queso entre las
rebanadas.
Coloque la mantequilla restante en una sartén a
fuego medio. Agregue los sándwiches y cocine
hasta que el queso se derrita y el "pan" esté
crujiente y luego sirva.

Cena: Rancha con Gremolata

Ingredientes:

Rancha:
2 filetes de ribeye pequeños alimentados con pasto
1 pizca de sal y pimienta negra
1 cucharada de mantequilla

Gremolata:
2 dientes de ajo molido
2 cucharaditas de ralladura de limón rallado
3 cucharadas de mantequilla
4 cucharadas de perejil picado

Porciones: 2

Pasos:
Deje que el bistec se asiente a temperatura
ambiente durante 10-15 minutos. Use una

toalla de papel para limpiar el exceso de
sangre.

Agregue sal, pimienta y mantequilla derretida.

Prepare la Gremolata mezclando la mantequilla
derretida, el perejil, la ralladura de limón y un
poquito de sal.

Fría el bistec en una sartén a fuego alto durante 2-
4 minutos por cada lado hasta que se dore. El
tiempo puede variar dependiendo de qué tan
grande sea su filete y qué tan bien cocido
lo desee.

Quite el bistec y déjelo reposar durante 5-7
minutos. Recomendamos ponerlo en una toalla
de cocina o en papel pergamino para
mantenerlo jugoso.

Cuando esté listo, sirva con Gremolata.

Día 2
Desayuno: Gachas de coco

Ingredientes:
1 huevo
1 cucharada de harina de coco
4 cucharadas de crema de coco
1 pizca de polvo de cáscara de psyllium molido
1 pizca de sal
1 onza de mantequilla

Porciones: 1

Pasos:
Mezcle todos sus ingredientes en una cacerola

*antiadherente a fuego lento. Siga revolviendo
hasta que alcance la textura ideal.*
*Cómalo con leche de coco o crema y agregue los
aderezos de su elección.*

Almuerzo: Pizza de Pepperoni Especial

Ingredientes:
Base de la Pizza:
1 ½ tazas de queso mozzarella rallado
2 cucharadas de queso crema
1 huevo
½ cucharadita de sal
¾ taza + 1 cucharada de harina de almendras
Aceite de oliva extra virgen

Cubierta:
¼ de taza de salsa Marinara sin azúcar
½ taza de queso mozzarella rallado
1/3 taza de queso parmesano rallado
3 onzas de pepperoni
Albahaca
2 pimientos jalapeños en rodajas (opcional)

Porciones: 4

Pasos:
Precaliente el horno a 425 ° F.
*Creará la masa colocando el queso mozzarella y el
queso crema en un tazón y calentándolo en el
microondas por un minuto. Luego, use una
espátula para mezclar los ingredientes, use el*

microondas por otros 30 segundos y vuelva a
mezclar.

Agregue el huevo, la sal, la harina de almendras y
mezcle.

Coloque la masa en una estera para hornear a
prueba de calor y aplane. Puede poner aceite de
oliva en sus manos para evitar que se pegue.

Hornee la masa por 12-15 minutos.

Retire la masa y coloque la salsa marinara por
encima. Agregue el queso y el pepperoni
encima. Agregue los chiles jalapeños si lo desea.
Vuelva a colocarla en el horno por 5 minutos.

Retírela del horno y coloque la albahaca encima.

Cena: Sopa de Coliflor Picante

Ingredientes:
1 coliflor grande
1 nabo mediano
1 cebolla blanca pequeña
1 chorizo español
2 tazas de caldo de pollo
3 cucharadas de mantequilla
½ cucharadita de sal
1 cebolla mediana de primavera

Porciones: 6

Pasos:
Lave la coliflor y córtela en florecillas.
Use la mantequilla para engrasar un horno
holandés o una olla de sopa grande. Agregue la

cebolla picada y cocine a fuego medio-alto hasta que esté ligeramente dorada. Agregue la coliflor y cocine y revuelva durante 5 minutos. Agregue el pollo, ponga la tapa y cocine por 10 minutos antes de quitar el calor.

Pique la salchicha. Pele y corte el nabo. Póngalos en una sartén engrasada y cocine a fuego medio-alto durante 8-10 minutos hasta que la salchicha esté crujiente y el nabo esté tierno.

Coloque la mitad de la mezcla de salchicha y nabo en la sopa y use una batidora para mezclar hasta que la sopa esté cremosa. Agregue sal y pimienta.

Vierta la sopa en un bol y agregue el resto de la mezcla de salchicha y nabo. Agregue un poco de cebolleta picada y/o cebollín y luego sirva.

Día 3
Desayuno: Muffins de Huevo

Ingredientes:
5 claras de huevo
2 huevos enteros
3 salchichas de pavo magras
½ taza de leche descremada
¼ taza de espinaca picada
¼ taza de queso cheddar rallado
1 pizca de sal y pimienta

Porciones: 6

Pasos:
Precaliente el horno a 350° F.
Cocine la salchicha en una sartén a fuego medio-

alto hasta que se dore. Luego retírela, córtela en pedazos de ½ pulgada y deje los pedazos a un lado.

Bata las claras de huevo y los huevos en un tazón grande. Agregue leche, sal y pimienta y siga batiendo. Luego agregue las espinacas.

Use aceite en aerosol para engrasar hasta 6 mondes para muffins o utilice papel antiadherente. Vierta la mezcla de huevo en esos moldes y luego agregue la salchicha y el queso.

Hornee por 20 minutos o hasta que esté sólido. Deje reposar durante 5 minutos para enfriar y servir.

Almuerzo: Pho Vietnamita Bajo en Carbohidratos

Ingredientes:

8 tazas de caldo de carne

1 cebolla blanca mediana

1 pieza de 4" de raíz de jengibre pelada

2 dientes de ajo machacados

1 cucharada de aminos de coco

1 cucharada de salsa de pescado

2 paquetes de fideos Shirataki

1 libra de carne de res finamente cortada

Cualquier aderezo adicional que desee

Porciones: 4

Pasos:

Congele la carne durante 20 minutos para que sea fácil de cortar.

Use un asador para carbonizar la cebolla y el
jengibre durante 5-7 minutos hasta que se
vuelvan negros. Colóquelos en una olla con el
ajo, los aminoácidos de coco y la salsa de
pescado.

Vierta el caldo en el recipiente.

Coloque la olla a fuego medio alto hasta que hierva.
Luego, reduzca el fuego a fuego lento y cocine
durante media hora. Aumente el fuego otra vez
antes de poner el caldo en la olla.

Prepare aderezos y fideos.

Vierta los fideos y la carne en tazones. Agregue los
ingredientes que desee.

Almuerzo: Ensalada en un Frasco

Ingredientes:

4 onzas de pollo 1 oz verduras de hoja verde

1 onza de tomates cherry

1 onza de pimientos rojos

1 onza de pepino

½ cebollín

4 cucharadas de mayonesa o aceite de oliva

Porciones: 1

Pasos:

Coloque sus hojas verdes en el fondo del frasco.

Pique sus verduras y agréguelas en capas.

Cubra con pollo y agregue la mayonesa.

Sirva. No dude en mezclar las verduras, proteínas
y toppings con lo que prefiera.

Cena: Hamburguesas de Queso

Envueltas de Tocino

Ingredientes:

Relleno:
2 cucharadas de mantequilla
1 cebolla blanca en rodajas mediana
2 ½ tazas de pimientos en rodajas
2 tazas de champiñones blancos en rodajas

Hamburguesas:
1 kilogramo de carne picada
10 rebanadas de tocino
1 ¼ tazas de queso cheddar rallado
5 cucharaditas de Sriracha
5 cucharaditas de mostaza Dijon
1 pizca de sal y pimienta

Porciones: 5

Pasos:
Precaliente el horno a 300 ° F.
Use la mantequilla para engrasar una sartén
    grande. Cocine las cebollas en rodajas a fuego
    medio-alto durante 5 minutos o hasta que estén
    ligeramente doradas.
Ponga los pimientos en rodajas y cocine por otros 5
    minutos.
Ponga los champiñones en rodajas y cocine por
    otros 3-5 minutos. Luego apague el fuego.
Divida la carne en cinco hamburguesas. Presione
    la parte inferior de un vaso en el centro de cada
    empanada para crear un bolsillo y doble la

carne alrededor de la parte inferior del vaso
para que quede en forma de tazón.
Envuelva 2 rebanadas de tocino alrededor de cada
"tazón de carne" y retire el vaso girando
lentamente hacia arriba.
Use la mezcla que hizo antes para llenar los
"cuencos" en cada hamburguesa. Luego
agregue la Sriracha y la mostaza de Dijon a
cada hamburguesa. Cubra cada una
con queso.
Coloque las hamburguesas en una bandeja para
hornear y hornee durante 45-60 minutos.
Luego retírelas, déjelas reposar durante 5
minutos y sirva.

Día 4
Desayuno: Huevos Revueltos con Queso Halloumi

Ingredientes:
4 huevos
4 onzas de tocino cortado en cubitos
3 onzas de queso halloumi en cubitos
8 cucharadas de perejil picado
8 cucharadas de aceitunas deshuesadas
2 cucharadas de aceite de oliva
2 cebollines
1 pizca de sal y pimienta

Porciones: 2

Pasos:
Calentar el aceite de oliva en una sartén a fuego
medio alto. Freír el queso, el tocino y los

cebollines hasta que estén decentemente dorados.

Bata los huevos y el perejil en un bol. Agregue sal y pimienta.

Vierta la mezcla en la sartén. Baje un poco el fuego, agregue aceitunas y revuelva durante unos minutos. Entonces está listo para servir.

Almuerzo: Mozzarella Envuelta en Jamón

Ingredientes:
6 rebanadas de jamón
18 hojas de albahaca fresca
1 contenedor de mozzarella Ciliegine
1 pizca de sal y pimienta

Porciones: 6

Pasos:
Cortar el jamón en palitos de 1 pulgada y hacer mozzarella en bolas. Coloque las tiras una al lado de la otra.

Ponga una hoja de albahaca en el extremo de cada tira con una bola de mozzarella en la parte superior.

Ponga algo de sal y pimienta encima de la mozzarella.

Ruede en el prosciutto y sirva.

Cena: Buñuelos de Coliflor

Porciones: 1

Ingredientes:
1 libra de coliflor cruda
1 cucharadita de sal
½ taza de harina de almendra
½ taza de queso rallado
½ cucharadita de polvo de hornear
3 onzas de cebolla picada
3 huevos
1 ½ cucharaditas de pimienta de limón

Pasos:
*Ralle la coliflor y colóquela en un colador.
Espolvorear con sal y mezclar con las manos.
Deje reposar durante 10 minutos.*
*Pique las cebollas y póngalas en un tazón mediano.
Exprima el agua de la coliflor y colóquela en
un tazón mediano con las cebollas*
*Agregue queso, harina de almendras y polvo de
hornear. Mezcle. Agregue huevos y siga
mezclando.*
*Coloque una sartén a fuego medio y agregue una
cucharada de aceite. Saque la mezcla, ¼ de
taza por vez, y colóquela en la sartén. Aplane
con su espátula y cocine por 3 minutos en cada
lado. Asegúrese de no voltear hasta que la parte
inferior esté bien cocida.*
*Deje en la nevera. Puede volver a calentarla en
una sartén seca a fuego medio para que quede
crujiente de nuevo.*

Día 5
**Desayuno: Salmón Ceto y Muffin de
Queso Crema**

Ingredientes:
1 huevo
2 cucharadas de crema o leche de coco
2 cucharadas de agua
¼ taza de harina de almendra
¼ taza de linaza
¼ cucharadita de bicarbonato de sodio
1 pizca de sal
60 gramos de salmón ahumado
2 cucharadas de cebollino picado o cebolleta
2 onzas de queso crema

Porciones: 2

Pasos:
*Agregue los ingredientes secos en un tazón y
    mezcle.*
Agregue la crema, el agua y el huevo y mezcle.
*Corte el salmón y el cebollín, agréguelos al tazón y
    mezcle.*
*Coloque en el microondas por un minuto y agregue
    queso crema en la parte superior.*

Almuerzo: Pescado Tailandés y Coco

Ingredientes:
1 ½ lbs de salmón
4 cucharadas de mantequilla
2 cucharadas de pasta de curry roja o verde
1 3 ½ oz crema de coco
1 onza. mantequilla para engrasar
8 cucharadas de cilantro fresco picado

1 libra de coliflor o brócoli
Sal y pimienta

Porciones: 4

Pasos:
Precaliente el horno a 400°F y engrase una fuente
    para hornear.
Coloque los trozos de pescado en la fuente para
    hornear. Llénela todo lo que pueda.
Agregue sal y pimienta a la parte superior del
    pescado y luego ponga una cucharada de
    mantequilla encima.
Mezcle la pasta de curry, el cilantro y la crema de
    coco en un tazón pequeño y luego agregue la
    mezcla a la parte superior del pescado.
Hornee por 20 minutos.
Hierva la coliflor o el brócoli y sirva con el pescado.

Cena: Chuletas de Cerdo con Salsa de Queso Azul

Ingredientes:
2 chuletas de cerdo
1 ½ cucharadas de mantequilla
3 ½ oz de Queso azul
3 ½ oz de judías verdes
2/3 taza de crema batida
1 pizca de sal y pimienta

Porciones: 2

Pasos:

Mezcle el queso en una olla pequeña y ponga a
 fuego medio hasta que se derrita, pero no deje
 que se queme.

Agregue crema espesa, aumente el fuego un poco y
 deje hervir a fuego lento.

Fría las chuletas de cerdo a fuego medio. Agregue
 sal y pimienta en un lado durante 2-3
 minutos y luego voltéela y cocine nuevamente
 hasta que la temperatura interna sea de
 145°-165 ° F. Cuando haya terminado,
 sáquelo y cúbralo con papel de aluminio
 durante 2-3 minutos.

Vierta los jugos de la sartén en la salsa y revuelva
 un poco.

Recorte y enjuague las judías verdes. Fría en
 mantequilla y sazone con sal y pimienta.
 Entonces sirva.

Día 6
Desayuno: Huevos revueltos

Ingredientes:
2 huevos
1 pizca de sal y pimienta
1 onza de mantequilla
1 chorrito de leche

Porciones: 1

Pasos:
Abra algunos huevos en un tazón y bata con un
 tenedor. Agregue leche para hacerla más
 esponjosa cuando esté cocinada.

Derrita la mantequilla en una sartén o sartén y

ponga los huevos batidos. Añadir un poco de sal y pimienta.
Cocine hasta que esté suave y esponjoso.

Almuerzo: Brócoli con Mantequilla

Ingredientes:
1 gran manojo de brócoli cortado
½ barra de mantequilla cortada en cubos
Sal y pimienta

Porciones: 6

Pasos:
Coloque los cubitos de mantequilla en un
recipiente para mezclar y deje que se ablanden.
Cocine el brócoli en agua hirviendo con sal hasta
que esté tierno. Luego retírelo.
Coloque el brócoli en el tazón con los cubos de
mantequilla y mezcle para que el brócoli se
unte con mantequilla.

Cena: Salchichas y Puré

Ingredientes:

Salchichas:
4 salchichas medianas
¾ cebolla roja pequeña
1 cucharada de mantequilla

Puré:
2/3 coliflor pequeña con tallo y sin hojas

½ avellanas peladas medianas

1 cucharada colmada de mantequilla 1 pizca de sal
   y pimienta

Porciones: 2

Pasos:

Coloque las salchichas en una bandeja para
   hornear forrada con mantequilla. Puede
   cortarlas a lo largo si lo prefiere.

Pele y corte las cebollas y colóquelas en la misma
   bandeja. Rocíelas con un poco de mantequilla
   y mezcle.

Ase ambos en el horno durante 30 minutos hasta
   que estén cocidos.

Cree el puré poniendo una olla con agua hirviendo
   sobre la estufa. Quite todos los tallos, hojas y
   piel de la coliflor y el apio nabo y píquelos
   antes de ponerlos en agua hirviendo. Hierva
   durante 15 minutos hasta que esté suave.

Escurra el agua, seque y luego coloque en una
   procesadora de alimentos. No lo mezcle
   completamente o se pondrá espeso.
   Simplemente mezcle en pequeñas ráfagas
   hasta que sea un poco grueso.

Retire el puré y sirva con salchicha.

Day 7
Desayuno: Panqueques Saludables con Queso Crema

Ingredientes:

5 huevos

9 oz de queso cottage

1 pizca de sal

1 cucharada de polvo de cáscara de psyllium
    molido

2 onzas de Mantequilla

Topping:

8 oz de queso crema

2 cucharadas de aceite de oliva

2 cucharadas de pesto verde o rojo

Porciones: 4

Pasos:

Mezcle el queso crema, 1 cucharada de aceite de
    oliva y el pesto para el aderezo.

Coloque los huevos, la sal, el requesón y el polvo de
    cáscara de psyllium en una licuadora de mano
    y mezcle hasta que se convierta en una masa.
    Deje reposar durante 10 minutos.

Caliente la mantequilla en una sartén y ponga un
    poco de la masa de panqueque en la superficie
    para que se formen pequeñas formas circulares.

Fría la mezcla hasta que se conviertan en
    panqueques sólidos. Sirva con la cubierta de
    queso crema y rocíe el resto del aceite de oliva
    encima.

Almuerzo: Brochetas de Camarones y Salchichas

Ingredientes:

1 paquete de salchichas cocidas

1 ½ libras de camarón crudo, pelado y sin piel

2 dientes de ajo
½ cucharadita de sal
½ cucharadita de pimienta
¼ taza de mantequilla derretida

Porciones: 8

Pasos:
Bata el ají, el ajo, la mantequilla, la sal y la
    pimienta en un bol.
Corte cada salchicha en 8 rebanadas. Coloque una
    rebanada en cada brocheta con la parte cortada
    hacia abajo. A continuación, agregue el
    camarón para que se enrolle alrededor de la
    salchicha. Repita hasta que el pincho
    esté lleno.
Cepille cada pincho con la mezcla que hizo en el
    paso 1.
Ase a cada lado durante unos 2-3 minutos hasta
    que los camarones estén cocidos.
Agregue sal y pimienta.

Cena: Ensalada de Atún Ceto

Ingredientes:
1 cabeza pequeña de lechuga
140 gramos de atún enlatado y escurrido
2 huevos duros
2 cucharadas de mayonesa
1 cebolla mediana
1 cucharada de jugo de limón fresco
1 cucharada de aceite de oliva extra virgen
1 pizca de sal

Porciones: 1

Pasos:
Corte las hojas de lechuga. Lávelas, escúrralas y
    extiéndalas en un tazón para servir.
Agregue el atún.
Pique los huevos duros y agréguelos a la ensalada.
Mezcle la mayonesa y el jugo de limón y agregue la
    mezcla a la parte superior de la ensalada.
        Luego, pique la cebolla antes de agregarla a la
        ensalada. Los cebollines también funcionan.
Rocíe con aceite de oliva y sirva.

Día 8
Desayuno: Tapas de Desayuno

Ingredientes:
Variedad de embutidos
Variedad de queso
Nueces
Pepinos, pepinillos en vinagre, pimientos y rábanos
Aguacate con mayonesa y pimienta
Albahaca

Tamaño de la porción: 4

Pasos:
Corte los embutidos, los quesos y las verduras en
    bloques o palillos.
Divida el aguacate y córtelo en trozos.
Mezcle con la mayonesa.

Ponga los ingredientes en las cáscaras del aguacate
   y sirva.

Almuerzo: Tacos de Pollo Cajún

Ingredientes:
1 paquete de muslos de pollo deshuesados
½ cebolla roja mediana
½ lima en jugo
2 dientes de ajo
1 cucharada de orégano
1 cucharada de tomillo
¼ cucharadita de pimienta de cayena
½ cucharadita de pimentón
2 cucharadas de mantequilla
Leche de coco
2 cabezas de lechuga pequeña
1 pizca de sal y pimienta

Porciones: 2

Pasos:
Pele y Corte la cebolla. Machaque el ajo. Pique las
   hierbas.
Corte el pollo en dados y mezclar con hierbas,
   pimentón, pimienta negra, ajo y pimienta
   Cayena. Luego agregue sal y jugo de lima.
Derrita la mantequilla en una sartén a fuego
   medio. A continuación, agregue el pollo con
   hierbas y cocine durante unos 10 minutos.
Agregue la crema y cocine y revuelva por otros 2-3
   minutos.
Lave y escurra la lechuga y luego colóquele el pollo

encima.

Cena: Hamburguesas de Carne de Cerdo y Halloumi

Ingredientes:

Hamburguesas:
1 libra de salchicha de cerdo de corral
10 aceitunas verdes picadas
1 yema de huevo
1 cucharada de aderezo de limón y ajo

Toppings:
1 paquete de queso Halloumi
1 aguacate
½ taza de micro greens
1 taza de rúcula
4 cucharadas de cebollas rojas picadas

Pasos:
Mezcle los ingredientes de la hamburguesa en un bol para hacer 4 hamburguesas.
Ase a cada hamburguesa en ambos lados.
Sírvalas en rúcula o envueltas en lechuga.
Ase el queso Halloumi y añádalo a la parte superior de las hamburguesas junto con las otras coberturas.

Día 9
Desayuno: Desayuno Ceto en Picadillo

Ingredientes:
2 rebanadas de tocino

1 huevo

1 calabacín mediano

1 diente de ajo o ½ de cebolla blanca pequeña

1 cucharada de aceite de coco o ghee

1 cucharada de cebollín de perejil picado

¼ cucharadita de sal

Porciones: 1

Pasos:

Pele y pique el ajo o la cebolla y corte el tocino.

Ponga ambos en una sartén a fuego medio y
    revuelva hasta que estén ligeramente dorados.

Trocee el calabacín en pedazos pequeños.

Agregue el calabacín a la sartén y cocine de 10 a
    15 minutos. Luego, retire la comida y agrega el
    perejil.

Agregue un huevo frito encima y disfrute.

Almuerzo: Aguacate Relleno de Huevo

Ingredientes:

1 aguacate grande o 2 aguacates medianos

4 huevos grandes

¼ taza de mayonesa

2 cucharadas de crema agria

1 cucharadita de Dijon Muster

2 cebollas medianas

1 pizca de sal

Pimienta negra

Porciones: 2

Pasos:

Llene una cacerola 3 / 4th del camino con agua. Agregue un poco de sal. Hierva el agua. Con cuidado, use una cuchara para sumergir cada huevo dentro y fuera del agua. Necesitará unos 10 minutos para que estén completamente hervidos.

Retire los huevos cuando termine y cuélelos. Corte la cebolla.

Agréguelos a un tazón y mezcle con mayonesa, crema agria y mostaza de Dijon. Asegúrese de dejar un poco de cebolla para adornar. Añada un poco de sal y pimienta.

Retire la mitad del aguacate y corte la parte que sacó en pedazos pequeños.

Coloque los pedazos de aguacate en el tazón y mezcle.

Rellene la cáscara de aguacate con la mezcla y agregue un poco de cebolla en la parte superior.

Cena: Espaguetis a la Boloñesa con Fideos de Calabacín Bajos en Carbohidratos

Ingredientes:

1 calabacín

1 cebolla picada

2 dientes de ajo machacados

500 gramos de carne molida / picada

400 gramos de tomates en conserva picados

Hierbas italianas de su elección (romero, orégano, salvia, albahaca, etc.)

1 pizca de sal y pimienta

Porciones: 5

Pasos:

Cree sus "fideos" cortando los extremos de tu
    calabacín y poniéndolo en una máquina
    espiralizadora.
Fría la cebolla y el ajo en aceite hasta que estén
    suaves, pero no demasiado cocidos.
Agregue la carne y siga freír y revuelva hasta que
    toda la carne esté cocida.
Agregue el aderezo, los tomates y las hierbas.
Revuelva, hierva a fuego lento y sirva con "fideos"
    y queso encima.

Día 10
Desayuno: Frittata Baja en Carbohidratos con Espinacas

Ingredientes:
8 huevos
1 taza de crema batida
5 oz de Queso rallado
5 oz de chorizo o tocino cortado en cubitos
2 cucharadas de mantequilla
1 pizca de sal y pimienta

Porciones: 4

Pasos:
Precaliente el horno a 350 ° F.
Cocine el tocino hasta que esté crujiente y agregue
    las espinacas.

Bata los huevos y la crema y vierta la mezcla en
una fuente de horno engrasada.
Agregue el tocino y la espinaca y hornee durante
25-30 minutos.

Almuerzo: Schinitzel de Cerdo

Ingredientes:
4 piezas de escalopes de cerdo
100 gramos de harina de almendras
1 cucharada de salvia frotada en seco
2 huevos
Aceite para freír
1 pizca de sal y pimienta

Porciones: 1

Pasos:
Bata los huevos con un tenedor en un tazón
pequeño. En un recipiente diferente, agregue
almendras, salvia, sal y pimienta.
Sumerja 1 escalope de cerdo en el huevo y déjelo
escurrir. Luego colóquelo en el otro recipiente
y gírelo varias veces hasta que esté cubierto.
Coloque cada escalope de cerdo en la sartén.
Cocine a fuego mediano hasta que ambos lados
estén dorados y sirvan.

Cena: Filete con Mostaza y Salsa de Pimienta

Ingredientes:
Filetes:

2 filetes pequeños sin hueso
1 cucharada de mantequilla
1 pizca de sal y pimienta

Salsa de Mostaza y Pimienta
1 cucharada de mantequilla
1 cucharada de granos de pimienta
1 cucharada de mostaza Dijon
½ cucharadita de cebolla en polvo
¼ taza de crema batida
¼ taza de caldo de hueso
1 pizca de sal

Porciones: 2

Pasos:

Deje que el filete se asiente a temperatura ambiente durante 10-15 minutos. Use una toalla de papel para limpiar el exceso de sangre.

Fría el filete en una sartén a fuego alto durante 2-4 minutos por cada lado hasta que se dore. El tiempo puede variar dependiendo de qué tan grande sea su filete y qué tan bien cocido lo desee.

Cuando el filete esté listo, cúbralo ligeramente con papel de aluminio y déjelo reposar durante aproximadamente 10 minutos antes de servirlo.

Prepare la salsa agregando la mantequilla sobrante a la sartén. Aplaste los granos de pimienta con un rodillo y agréguelos a la sartén. Cocine a fuego medio-alto durante 2-3 minutos.

Agregue los otros ingredientes de la salsa y deje
hervir. Reduzca el líquido a la mitad y luego
cocine durante 3-5 minutos hasta que quede
cremoso.

Sirva la salsa con filetes.

Día 11

Desayuno: Sándwich de Desayuno sin Pan

Ingredientes:

4 huevos

2 cucharadas de mantequilla

1 onza de jamón

2 onzas de queso cheddar

1 pizca de sal y pimienta

Algunas gotas de salsa Worcester

Porciones: 2

Pasos:

Fría los huevos y agregue sal y pimienta.

Use un huevo frito para un sustituto de pan.
Coloque su jamón (o la carne que elija) en
cada huevo y agregue el queso. Coloque otro
huevo frito encima para finalizar el sándwich.

Agregue un poco de salsa a la parte superior y
estará listo para comer.

Almuerzo: Pavo con Salsa de Queso Crema

Ingredientes:

1 1/3 lbs de pechuga de pavo

2 cucharadas de mantequilla

2 tazas de crema batida

7 oz queso crema

1/3 taza de alcaparras pequeñas

1 cucharada de salsa de soja

1 pizca de sal y pimienta

Porciones: 4

Pasos:

Precaliente el horno a 350 ° F.

Derrita la mitad de la mantequilla en una sartén a fuego medio. Sazone con sal y pimienta y saltee el pavo hasta que esté dorado.

Cocine el pavo en el horno. Cuando esté listo, sáquelo, póngalo en un plato y cúbralo con papel de aluminio.

Coloque aceite en una cacerola pequeña y agregue crema batida y queso crema. Agite, lleve a ebullición suave y luego baje el fuego y cocine a fuego lento hasta que se espese. Agregue sal y pimienta.

Coloque la mantequilla restante en una sartén a fuego alto. Saltee con alcaparras hasta que estén crujientes y luego servir con pavo.

Cena: Pollo Frito Ceto Hecho al Horno

Ingredientes:

12 muslos de pollo

4 tazas de leche de almendra sin azúcar

4 cucharadas de jugo de limón

2 cucharadas de sal marina

2 cucharaditas de pimienta negra molida

2 cucharaditas de pimentón ahumado

2 cucharaditas de orégano seco

1 cucharadita de cebolla en polvo

1 cucharadita de polvo de ajo

1 ¼ taza de chicharrones

¼ taza de harina de coco

Aceite de oliva

Porciones: 6

Mezcle la leche de almendras, el jugo de limón, la sal, la pimienta y el orégano en un tazón.

Coloque los trozos de pollo en una salmuera durante 90 minutos o hasta la noche.

Cuando termine la salmuera, agregue los otros ingredientes excepto el aceite de cocina en un procesador de alimentos y pulse hasta que todo se combine.

Precaliente el horno a 360 ° F.

Coloque el nuevo recubrimiento desmenuzado en una bandeja. Sumerja las piezas de pollo en el revestimiento y ruede hasta que estén cubiertas.

Coloque las piezas de pollo en una bandeja de horno forrada. Hornee por unos 45 minutos dependiendo de qué tan grandes sean las piezas. Retire la bandeja a la mitad del tiempo de cocción para rociar las piezas con aceite de oliva y colóquela de regreso.

Día 12

Desayuno: Gachas de Avena Bajas en Carbohidratos

Ingredientes:
1 cucharada de semillas de lino enteras
1 cucharada de semillas de chia
1 cucharada de semillas de girasol
1 taza de leche de coco o leche de almendra sin
    endulzar
1 pizca de sal

Porciones: 1

Pasos:
Mezcle en una pequeña olla para salsas. Ponga el
    fuego bajo y haga que la mezcla hierva a fuego
    lento hasta que esté en su nivel ideal de
    espesor.
Coloque el relleno que quiera y disfrute.

Almuerzo: Salmón Cubierto de Chile con Espinacas

Ingredientes:
1 ½ lbs de salmón
1 cucharada de pasta de chile
1 taza de mayonesa
4 cucharadas de queso parmesano rallado
1 libra de espinaca
1 onza de mantequilla
1 pizca de sal y pimienta

Porciones: 4

Pasos:

Precaliente el horno a 400 ° F.

Engrase un plato para hornear con la mitad de la
    mantequilla. Corte el salmón y agregar sal y
    pimienta. Agréguelo al plato boca abajo.

Mezcle la pasta de chile, el queso y la mayonesa y
    extienda la mezcla en las piezas de salmón.

Hornee durante 15-20 minutos o hasta que el
    salmón se pueda desmenuzar con un tenedor.

Sofría la espinaca en el resto de la mantequilla
    durante unos 2 minutos hasta que se marchite
    y agregue sal y pimienta.

Sirva la espinaca con salmón.

Cena: Tortilla de Salmón y Aguacate

Ingredientes:

3 huevos

½ aguacate

½ paquete de salmón de humo

2 cucharadas de queso crema

2 cucharadas de cebollín picado

1 cebolla mediana

1 cucharada de mantequilla

1 pizca de sal y pimienta

Porciones: 1

Pasos:

Abra los huevos en un tazón. Agregue sal y
    pimienta y bata los huevos.

Mezcle el queso crema y el cebollín. Corte el
    salmón y pele y rebane el aguacate.

Engrase una sartén con mantequilla y vierta los

huevos. Use una espátula para llevar los huevos al centro durante los primeros 30 segundos y cocine durante 1-2 minutos.
Los huevos deberían formar una bonita concha. Colóquelos en un plato y coloque el queso encima.
Agregue el salmón, el aguacate y la cebolla. Envuelva y sirva.

Día 13
Desayuno: Mini Quiche sin Corteza

Ingredientes:
6 huevos
6 rebanadas de tocino
50 g de queso rallado
1 pizca de sal y pimienta

Porciones: 6

Pasos:
Cubra varios moldes para pastelillos con tocino y asegúrese de que los lados estén completamente cubiertos.
Rompa un huevo en cada molde.
Agregue queso, sal y pimienta a cada molde.
Hornee a 350 °F por 15 minutos.

Almuerzo: BLT Sin Pan

Ingredientes:
4 rebanadas de tocino
1 tomate en rodajas

2 hojas de lechuga romana
2 cucharadas de mayonesa
1 pizca de sal y pimienta

Porciones: 1

Pasos:
Ponga la mayonesa en las hojas de lechuga. Luego
    agregue sal y pimienta.
Ponga dos tiras de tocino en cada hoja. Luego
    agregue los tomates.
Luego, una las hojas para crear su sándwich.

Cena: Chuletas en Pesto Rojo

Ingredientes:
2 chuletas de cerdo
1 cucharada de mantequilla
3 cucharadas de pesto rojo
4 cucharadas de mayonesa

Porciones: 2

Pasos:
Frote las chuletas de cerdo con 2 cucharadas de
    pesto rojo. Fría en una sartén a fuego medio en
    la mantequilla durante 8 minutos y luego deje
    hervir a fuego lento durante 4 minutos.
Mezcle la mayonesa con el resto del pesto rojo para
    crear un pesto de mayonesa.

Day 14

Desayuno: Tortillas de Espinacas y Queso Feta

Ingredientes:

3 huevos

1 diente de ajo

1 taza de champiñones blancos en rodajas

3 tazas de espinacas

1/3 taza de queso feta desmenuzado

2 cucharadas de mantequilla

1 pizca de sal y pimienta

Porciones: 2

Pasos:

Corte el ajo en dados y colóquelo en una sartén engrasada con mantequilla. Agregue sal y cocine a fuego medio-alto por un minuto.

Agregue los champiñones rebanados y revuelva de vez en cuando durante 5 minutos hasta que estén ligeramente dorados.

Agregue la espinaca y cocine hasta que se marchite. Coloque la mezcla en un recipiente y elimine los líquidos.

Abra los huevos en un recipiente aparte y agregue sal y pimienta.

Vierta los huevos partidos en la sartén hasta que la textura sea suave y esponjosa.

Agregue el relleno al nuevo caparazón de la tortilla y doble la tortilla. Mantenga en la sartén un rato para mantener el calor y luego sirva.

Almuerzo: Pechuga de Pollo con Mantequilla de Hierbas

Ingredientes:
4 pechugas de pollo
1 onza de mantequilla
1 pizca de sal y pimienta
8 oz de espinaca

Mantequilla de hierbas:
5 oz de mantequilla
1 diente de ajo
½ cucharadita de ajo en polvo
1 cucharadita de jugo de limón
½ cucharadita de sal
4 cucharadas de perejil

Porciones: 4

Pasos:
Mezcle todos los ingredientes de la mantequilla de hierbas en un recipiente y déjela reposar.
Agregue sal y pimienta al pollo. Fría en mantequilla a fuego medio hasta que esté cocido. Use un termómetro de carne para asegurarse de que el pollo esté a 165 grados. También puede bajar el calor para asegurarse de que el pollo no termine demasiado seco.
Coloque el pollo encima de las verduras de hoja y agregue la mantequilla de hierbas.

Cena: Pizza de Pollo y Espinacas

Ingredientes:

Base de la Pizza:
1 ½ tazas de queso mozzarella rallado
2 cucharadas de queso crema
1 huevo
½ cucharadita de sal
¾ taza + 1 cucharada de harina de almendras
Aceite de oliva extra virgen

Toppings:
1 pechuga de pollo sin piel y sin hueso
½ cucharada de aceite de oliva
1 diente de ajo picado
½ taza de crema batida
½ cucharadita Xantano
1 taza de espinaca picada
½ taza de queso mozzarella rallado
1 pizca de sal y pimienta

Porciones: 2

Pasos:
Precaliente el horno a 425 ° F.
Creará la masa colocando el queso mozzarella y el queso crema en un bol y calentando en el microondas por un minuto. Luego, use una espátula para mezclar los ingredientes, use el microondas por otros 30 segundos y vuelva a mezclar.
Agregue el huevo, la sal, la harina de almendras y mezcle.
Coloque la masa en una estera para hornear a

prueba de calor y aplane. Puede poner aceite de oliva en sus manos para evitar que se pegue la masa.

Hornee la masa por 12-15 minutos.

Saltee el pollo en una sartén a fuego medio y luego reserve.

Agregue el ajo, el xantano y la crema batida pesada a la sartén y hierva. Reduzca a fuego lento cuando la salsa espese.

Agregue la espinaca y cocine hasta que se marchite.

Agregue la salsa a la masa de pizza y cubra con pollo y queso.

Hornee por 5 minutos y luego sirva.

CAPÍTULO 8

MANTENGA EL COMPROMISO

MANTENERSE COMPROMETIDO con cualquier dieta siempre es un trabajo duro. Puede ser aún más difícil en una dieta ceto cuando se da cuenta de que no puede comer los alimentos con alto contenido de carbohidratos que ha estado comiendo toda su vida. Tener que ser exigente con cada comida que come no es algo fácil en absoluto, pero eso no significa que no valga la pena.

Piénselo de esta manera: ¿Cuáles son las cosas que realmente quiere en la vida? A menos que encuentre algún milagro, como ganarse la lotería, nunca logrará sus objetivos a menos que tenga problemas. Todo lo bueno en la vida proviene del trabajo duro y la adversidad. Cuanto más trabaje ahora, más podrá cosechar los beneficios en el futuro. Tome esta cita del blogger y autor Mark Manson:

"Todo el mundo quiere tener un buen sexo y una relación increíble, pero no todos están dispuestos a pasar por las conversaciones difíciles, los silencios incómodos, los sentimientos heridos y el psicodrama emocional para llegar allí. Y entonces se conforman. Se establecen y se preguntan "¿y sí?" Durante años y años hasta que la pregunta se transforma de "¿y si?" A "¿Fue eso así?" Y cuando los abogados se van a casa y el cheque de pensión alimenticia se envía por correo, dicen: "¿para qué fue eso?", si no fuera por sus estándares y expectativas 20 años antes, ¿para qué?

Porque la felicidad requiere lucha. Lo positivo es el efecto secundario de manejar lo negativo. Solo puedes evitar las experiencias negativas mucho tiempo antes de que vuelvan rugiendo a la vida.

Lo que determina su éxito no es "¿Qué desea disfrutar?" La pregunta es: "¿Qué dolor desea mantener?" La calidad de su vida no es determinada por la calidad de sus experiencias positivas sino por la calidad de sus experiencias negativas. Y ser bueno al lidiar con experiencias negativas es ser bueno al lidiar con la vida."

¿Cuánto quiere salir de su situación actual? Tal vez su seguro de vida cuesta demasiado. Tal vez no le gusta ver sus imágenes de perfil de Facebook. Puede sentirse con fatiga intentando subir unas escaleras. Ahora, piense cómo quiere verse en el futuro. Delgado(a) y saludable. ¿Cuánto trabajo dispondrá para lograr eso?

También debe saber que no es la única persona que pasa por esto. Escuche las transmisiones de radio de personas que han pasado por la dieta ceto. Lea blogs, como Keto Diet App, Peace Love and Low Carb, Ketogasm, y Wicked Stuffed. Encuentre a otras personas que estén pasando por lo mismo y aprenda grandes cantidades de recetas deliciosas. Ingrese a subreddits como /r/keto y /r/ketorecipes, donde podrá hablar con otras personas que han estado en su lugar y estarán felices en ayudarle a comenzar su dieta ceto.

Finalmente, descargue una aplicación para mantenerse al día con su progreso. MyFitnessPal es probablemente el lugar más fácil para comenzar, por lo que puede comenzar a anotar cuántos carbohidratos consume diariamente y qué tan cerca está de alcanzar sus metas. Mantener un diario alimenticio puede sonar como algo tedioso, pero le permite revisar su progreso y ver qué tan lejos ha llegado y qué tan lejos necesita llegar.

CAPÍTULO 9
CONCLUSIÓN

ESTE LIBRO ES SOLO un inicio para que comience desde cero con su dieta ceto. Es una forma fácil de conocer el mejor inicio para su nuevo estilo de vida y cómo continuarlo, pero siempre es útil que también investigue. Tal vez no le gustan las 21 recetas que proporcionamos aquí y eso está bien. Hay cientos de recetas ceto en todo el internet y solo le tomarán algunos clics para conseguir la que más le guste.

Este libro puede no proporcionarle todo lo que necesita para tener una dieta para toda la vida, pero seguramente le ayudará a comenzar algo que potencialmente puede cambiar su vida. Usted se sentirá mucho más feliz y saludable, pero no con más hambre. Tenga en cuenta que mantenerse apegado a su dieta puede traer resultados fantásticos que usted nunca habría imaginado.

Feliz dieta y siga con el excelente trabajo.